Société d'hydrologie médicale de Paris

Séance du 17 janvier 1876.

COMMUNICATION

SUR

L'EAU BICARBONATÉE ET SILICATÉE DE RIEUMISET

(CAUTERETS)

EFFETS DE CETTE EAU DANS LES AFFECTIONS DES VOIES URINAIRES ET DANS

L'URICÉMIE

SON APPLICATION A L'HYGIÈNE

PAR

LE Dr GIGOT-SUARD,

MÉDECIN A LA STATION THERMALE DE CAUTERETS

PARIS

LIBRAIRIE J.-B. BAILLIÈRE ET FILS

Rue Hautefeuille, 19, près le boulevard Saint-Germain

1876

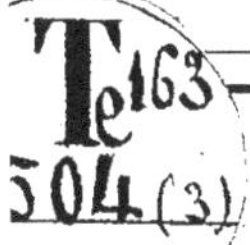

Société d'hydrologie médicale de Paris

Séance du 17 janvier 1876.

COMMUNICATION

SUR

L'EAU BICARBONATÉE ET SILICATÉE DE RIEUMISET

(CAUTERETS)

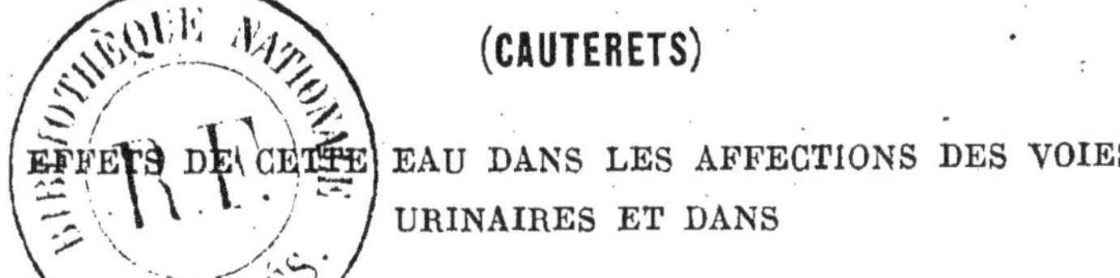

EFFETS DE CETTE EAU DANS LES AFFECTIONS DES VOIES URINAIRES ET DANS

L'URICÉMIE

SON APPLICATION A L'HYGIÈNE

PAR

LE Dr GIGOT-SUARD,

MÉDECIN A LA STATION THERMALE DE CAUTERETS

PARIS

LIBRAIRIE J.-B. BAILLIÈRE ET FILS

Rue Hautefeuille, 19, près le boulevard Saint-Germain

1876

TRAVAUX DU MÊME AUTEUR :

Des Climats sous le rapport hygiénique et médical. Paris, 1862, 1 vol. in-8° de 600 pages.

Réflexions sur le diagnostic des fractures de la base du crâne. Paris, 1852, in-8°.

Instruction sur le Choléra-Morbus, honorée de l'approbation de Son Exc. le Ministre de l'agriculture et du commerce. Paris, 1854, in-12.

Secours aux Malades pauvres des Campagnes. Paris, 1855, in-8°.

Études cliniques sur le traitement de l'angine couenneuse et du croup. Paris, 1857, in-8°.

Recherches expérimentales sur la nature des émanations marécageuses et sur les moyens d'empêcher leur formation et leur expansion dans l'air. Paris, 1859, in-8° avec planches.

De l'emploi de quelques Eaux minérales naturelles pendant les bains de mér. Paris, 1859. in-18.

L'Hypnotisme. Paris, 1860, in-8°.

Guide médical du Baigneur à Royan. Paris, 1860, in-18.

Recherches expérimentales sur les effets physiologiques de l'eau de la Raillière à Cauterets. Paris, 1863, in-18.

Revue médicale des Eaux minérales de Cauterets. Paris, 1864, gr. in-8°.

Les rapports réciproques de l'herpétisme et de la tuberculisation. Bordeaux, 1866, in-8°.

Études médicales et scientifiques sur les Eaux minérales de Cauterets. Paris, 1868, in-8°.

De l'électricité dans les Eaux minérales. Paris, 1868, in-8°.

Des affections cutanées constitutionnelles et de leur traitement par les Eaux sulfureuses. Paris, 1868, in-8°.

Précis descriptif, théorique et pratique sur les Eaux minérales de Cauterets (Hautes-Pyrénées), 4e édition. Paris, 1874, in-18 jésus de 180 pages avec plans.

De la fièvre des phthisiques dans ses rapports avec la médication hydrosulfureuse. Paris, 1869, in-8°.

L'Herpétisme, pathogénie, manifestations, traitement. Paris, gr. in-8° de 460 pages.

Action pathogénique de l'acide urique. Paris, 1873, in-8°.

La Phthisie pulmonaire. Paris, 1874, in-8.

Discussion sur l'action des Eaux minérales. Paris, 1875, in-8°.

L'Uricémie. Paris, 1875, in-8°.

Paris. — Typ. A. Parent, rue Monsieur-le-Prince, 29 et 31.

A M. LE PROFESSEUR FILHOL,

DE TOULOUSE

Permettez-moi, cher professeur, de vous dédier ce travail comme un faible témoignage de ma gratitude.

Mars 1876.

Dr L. GIGOT-SUARD.

COMMUNICATION

SUR

L'EAU BICARBONATÉE ET SILICATÉE DE RIEUMISET

(CAUTERETS)

EFFETS DE CETTE EAU DANS LES AFFECTIONS DES VOIES URINAIRES ET DANS

L'URICÉMIE

SON APPLICATION A L'HYGIÈNE

Messieurs, je viens vous entretenir d'une source de Cauterets dont les principales propriétés ont été méconnues jusqu'ici. Cette source s'appelle RIEUMISET, du nom de la prairie où elle se trouve.

Quand ORFILA vint suivre un traitement thermal à Cauterets (c'était, je crois, en 1832), Rieumiset était déjà connue, mais elle ne servait qu'à des usages externes. L'éminent chimiste la considérait à tort comme une sulfureuse dégénérée. Je dis « *à tort,* » parce que rien, absolument rien, dans les propriétés organoleptiques et chimiques de l'eau de Rieumiset ne justifiait cette opinion.

Au reste, ORFILA lui-même a écrit, dans son article *Cauterets* du Dictionnaire de médecine en 25 volumes (1834), que l'eau de Rieumiset ne renfermait aucune trace de principe sulfureux.

Des nombreux médecins que notre station thermale a vus se succéder depuis la découverte de la source précieuse qui fait l'objet de cette communication, un seul s'en est occupé : je veux parler de feu le Dr CAMUS, qui lui a consacré quelques pages dans un opuscule publié à Auch en 1844 et intitulé *Nouvelles réflexions sur les eaux de Cauterets et quelques autres sources des Pyrénées*. J'aurais pu me borner à une analyse des appréciations et des observations de mon regretté collègue, mais il m'a paru utile et même nécessaire de ne rien changer à la forme. Je vais donc citer textuellement le Dr CAMUS :

« En boisson, l'eau de *Rieumiset* purge si on en boit une « assez grande quantité ; en bain, elle doit être préférée « à Saint-Sauveur dans les névroses, surtout dans celles « où l'irritabilité dépasse toute limite, que ces affec- « tions existent isolées, ou qu'elles soient dépendantes « d'autres altérations, telles que dartres vives et éten- « dues ; dans les irritations utérines, hémorrhoïdales « avec ou sans évacuation de sang, et toutes celles en- « core où l'éréthisme se masque sous mille formes dif- « férentes. J'ai vu *Rieumiset* guérir nombre de ces « maladies. L'impression qu'elle produit alors chez les « infirmes n'est ni émolliente ni répercussive ; la peau « la reçoit exclusivement, ou elle se propage si douce-

« ment que nul autre organe ne semble en recevoir « l'influence ; les sympathies restent paisibles, il n'y a « travail et surcroît de vie qu'à la surface. C'est chose « intéressante à observer que l'action de ces eaux dans « les ophthalmies écrouelleuses et les vieilles plaies de « même espèce : de simples lotions font qu'elles s'avi- « vent et se détergent; bientôt l'ardeur diminue, la « douleur se calme, des boutons charnus se forment, « la puissance plastique , débarrassée de je ne sais « quelles entraves qui laissent ces maux stationnaires, « reprend son allure, et la guérison advient contre « toute espérance. »

Vous voyez, Messieurs, les propriétés remarquables que le Dr Camus attribuait à l'eau de Rieumiset. Voici maintenant les faits qu'il a cités, et que je recommande à toute votre attention :

« M. L..., des environs de Saint-Sever, tempéra- « ment irritable et pléthorique, avait aux deux jarrets « une dartre squameuse que rien n'avait pu guérir. « Huit à dix bouteilles du rob de Giraudeau de Saint- « Gervais firent que cette éruption se répandit sur toute « l'habitude du corps ; la figure devint monstrueuse, le « nez et les oreilles étaient méconnaissables. L'eau ni « les bains de La Raillière et de Saint-Sauveur ne pu- « rent être supportés. Seize bains de *Rieumiset* pris en « huit jours, et des lotions que le malade faisait chez « lui, firent tomber les croûtes, disparaître le boursou- « flement et le prurit; la peau n'était plus que rouge. « M. L... continua de prendre tous les soirs un bain à « *Rieumiset*; mais les matins, durant quinze jours, il se « baigna à La Raillière, et sa guérison, au bout de ce « temps, parut complète.

« M. C..., de la Louisiane, avait dans le trajet de la

« muqueuse nasale et les sinus frontaux, des ulcéra-
« tions qui rendaient son approche insupportable. L'obli-
« gation de vivre seul l'avait rendu mélancolique. Des
« bains, des douches en arrosoir et le reniflement
« réitéré de l'eau de La Raillière et du Bois, qu'on s'é-
« tait obstiné à lui faire prendre cinquante jours durant,
« n'avaient rien modifié, ni l'odeur que répandait ce
« malade, ni la morve de couleur verte ayant la forme
« et la consistance de la moelle de sureau. Trente dou-
« ches ascendantes de l'eau de Rieumiset, pratiquées
« dans dix jours à l'aide d'adjutages convenables, firent
« complètement cesser l'odeur fétide et diminuèrent les
« sécrétions, dont l'aspect et la consistance furent aussi
« changés.

« Ce fut aussi l'eau de Rieumiset qui fit un si grand
« bien à cette sœur hospitalière dont parle M. MARCHANT
« (p. 337), atteinte d'un éléphantiasis à la jambe droite
« qu'accompagnaient, tous les deux ou trois jours, de
« légères convulsions et un évanouissement complet
« de plusieurs heures. *La Raillière* l'irritait, et rendait
« cet évanouissement plus fréquent. A *Rieumiset* les
« écailles tombèrent, le prurit cessa, le gonflement dis-
« parut insensiblement sans crise apparente, par con-
« séquent sans effet révulsif aucun. » (P. 122, 123.)

Je vous avoue, Messieurs, que je ne partage pas tout à fait l'enthousiasme de CAMUS à l'égard de l'eau de Rieumiset ; je fais même les réserves les plus expresses en ce qui concerne les vertus presque merveilleuses qu'il accorde à cette eau employée à l'extérieur. Pourtant Camus était un de ces observateurs qu'il faut croire je dirais presque aveuglément, car il appartenait à cette catégorie de chercheurs infatigables et honnêtes qui étudient les faits avec la plus scrupuleuse attention, convaincus que l'expérience seule, aidée de la méditation, fait l'homme de l'art.

Qu'est-ce donc que l'eau de Rieumiset ?

En d'autres termes, quelles sont les propriétés physiques et chimiques de cette eau ? Voilà la question qui va nous occuper maintenant.

I.

PROPRIÉTÉS ORGANOLEPTIQUES ET CHIMIQUES DE L'EAU DE RIEUMISET.

Froide, puisqu'elle ne marque que 17° C. au griffon, l'eau de Rieumiset est limpide, onctueuse au toucher, sans odeur et d'une saveur un peu fade. Elle laisse déposer un limon verdâtre et floconneux. Sa densité est de 1,0020, c'est-à-dire un peu plus forte que celle de l'eau distillée.

On l'utilise chauffée et froide dans l'établissement du Rocher. Deux robinets, placés chacun dans un pavillon annexé à la galerie principale de l'établissement, permettent de l'employer facilement en boisson, en gargarisme et en injections nasales.

Rieumiset a toujours servi à des usages externes sans avoir été jamais analysée. C'est à ma sollicitation que M. Byasson, pharmacien distingué des hôpitaux de Paris, en a fait la première analyse. Toutefois, je ne reproduirai pas ici cette analyse, attendu qu'elle a été exécutée dans les plus mauvaises conditions. En effet, la conduite et même le griffon, détériorés depuis longtemps peut être, recevaient une quantité relativement considérable d'eau d'infiltration qui se mélangeait avec l'eau minérale.

Après l'analyse de M. Byasson, je signalai à l'administration des eaux de Cauterets le fâcheux état dans lequel se trouvaient le griffon et la conduite de la source de Rieumiset. Aussitôt d'importantes réparations furent faites, de manière à assurer à l'eau minérale toute son intégrité. Dans ces nouvelles conditions, j'eus recours à l'obligeance et à l'habileté si connues du professeur Filhol de Toulouse. L'éminent chimiste s'empressa d'accéder à ma demande, et analysa l'eau de Rieumiset. Je vais reproduire la note qu'il a bien voulu me remettre.

« L'eau de Rieumiset s'éloigne beaucoup par sa com-« position des autres eaux minérales de Cauterets. Elle « ne contient que peu de matières en dissolution, et le « bicarbonate de chaux est l'élément dominant. Le bi-« carbonate de protoxyde de fer s'y trouve aussi en pro-« portion assez notable pour communiquer à cette eau « minérale une activité particulière. Elle contient aussi « un peu de carbonate de lithine et du silicate de po-« tasse.

« Je n'ai pas eu assez d'eau pour rechercher l'arse-« nic, qui pourrait bien exister au nombre des éléments « minéralisateurs. C'est une lacune que je comblerai « par une recherche ultérieure. Je n'ai pas pu recher-« cher non plus la baryte, la strontiane, le fluor ; mais « je puis dire que ces corps, s'ils existent dans cette « eau minérale, ne s'y trouvent pas en quantité suffi-« sante pour exercer une action sur l'économie.

« Voici les résultats de mon analyse rapportée à un « litre d'eau :

Bicarbonate	de chaux......	0.0960
»	de magnésie...	0.0060
«	de lithine......	0.0010
»	de protoxyde de fer........	0.0100
»	de manganèse.	traces.
Sulfate de chaux...........		0.0238
Chlorure de sodium........		0.0150
Iodure..................		traces.
Silicate de potasse.........		0.0350
Azotate de potasse.........		0.0020
Ammoniaque..............		0.0015
Matière organique.........		0.0070
	Total......	0.1973

« Mon analyse actuelle est faite avec beaucoup de « soin, et peut être publiée, sauf à recevoir un complé- « ment relatif aux corps que j'ai signalés plus haut. »

« FILHOL. »

Cette analyse nous montre qu'il faudrait classer la source de Rieumisei parmi les *bicarbonatées mixtes*, si vous admettez encore que la classification des eaux minérales doive avoir pour base la prédominance de certains éléments minéralisateurs. Elle vous montre aussi que, par sa composition, cette source n'a pas d'analogue dans le cadre hydrologique.

Je suis de ceux qui considèrent les eaux médicinales naturelles comme des formules inimitables, exécutées dans le mystérieux laboratoire de la nature, et qui croient que ces eaux agissent sur l'organisme par l'ensemble des principes qui les composent, plutôt que par un ou plusieurs d'entre eux envisagés isolément. On ne peut nier toutefois, que dans une certaine catégorie d'eaux minérales, la prédominance thérapeutique appartienne à tel élément minéralisateur, le bicarbonate de soude, l'arsenic ou le fer, par exemple, l'action de ces éléments étant modifiée par celle des autres principes constituants. En me plaçant à ce point de vue, c'est au silicate de potasse que j'accorde la suprématie dans l'eau de Rieumiset, à cause de l'activité de ce principe. N'est-ce pas d'ailleurs celui qui domine après le bicarbonate de chaux? Je n'attache qu'une médiocre importance à la présence du bicarbonate de lithine, en trop petite quantité pour avoir une action bien marquée, et même à celle du bicarbonate de protoxyde de fer, quoi qu'en dise M. Filhol.

Si l'on objectait que l'eau de Rieumiset ne contient que 35 milligrammes de silicate de potasse par litre, je répondrais que cette objection est la négation formelle de l'hydrologie médicale. Combien un malade qui boit un litre d'eau du Mont-Dore par jour absorbe-t-il donc d'arsenic? A peu près 9 dixièmes de milligramme, c'est-à-dire une quantité presque infinitésimale. Combien M. Filhol a-t-il donc trouvé de fer et de cuivre dans la source ferro-cuivreuse des *Arceaux*, à Saint-Christau? 4 milligrammes du premier et 3 dixièmes de milligramme du second. Les sources ferrugineuses les plus actives, telles que le *Weinbrunn* à Schwalbach, le *Trinkbrunnen* à Pyrmont, le *Pouhon* à Spa, et la *Cardinale* à Forges, ne contiennent pas 1 décigramme de sel de fer par litre; le *Weinbrunn* et le *Trinkbrunnen* n'en renferment même que 57 milligrammes, par conséquent moins de deux fois la quantité de silicate de potasse contenue dans un litre d'eau de Rieumiset. Or, le silicate de potasse, comme d'ailleurs tous les sels potassiques, a dans l'économie une action bien autrement énergique que le fer, qui souvent est employé à des doses énormes.

Je crois inutile de multiplier ces exemples, dont fourmille l'hydrologie médicale.

En somme, l'eau de Rieumiset me semble devoir être rangée parmi les eaux *silicatées* les plus actives, le silicate potassique l'emportant de beaucoup sur le silicate sodique, au point de vue de l'intensité des effets. Entre autres preuves, je citerai l'expérience suivante : Il faut au moins trois heures pour que 10 centigrammes de silicate de soude de nos laboratoires, dissous dans 250 grammes d'eau ordinaire, transforment en urates amorphes 10 centigrammes d'urates cristallisés provenant de l'urine humaine et formant un sable fin, tandis que la même transformation a lieu, en moins d'une heure, avec 10 centigrammes de silicate de potasse dissous aussi dans 250 grammes d'eau.

Quand bien même M. Filhol trouverait de l'arsenic dans l'eau de Rieumiset, comme l'éminent chimiste paraît le croire, cela ne modifierait pas sensiblement la suprématie que j'attribue au silicate de potasse sur les autres principes de cette eau minérale.

II.

ACTION PHYSIOLOGIQUE ET THÉRAPEUTIQUE DE L'EAU DE RIEUMISET.

L'analyse chimique explique-t-elle les effets que le Dr Camus attribuait à l'eau de Rieumiset employée extérieurement, et que je viens de vous signaler ? Je n'ai pas à m'occuper de cette question quant à présent, car c'est à un point de vue tout différent que je me suis placé dans l'étude qui va suivre.

Je vous ai dit déjà que Rieumiset n'avait servi de tout

temps qu'à des usages externes ; j'ajoute que depuis un certain nombre d'années, cette source a perdu beaucoup de son ancien prestige auprès des médecins de Cauterets, et qu'aujourd'hui presque tous ne la considèrent plus que comme de l'eau ordinaire, dénuée de toute action thérapeutique. J'ignore les motifs qui ont pu faire prévaloir cette opinion, tout au moins singulière. Quoi qu'il en soit, des expériences faites d'abord sur moi-même, puis sur quelques personnes qui ont bien voulu s'y soumettre, m'ont déterminé à prescrire l'eau de Rieumiset en boisson dans un but tantôt thérapeutique et tantôt hygiénique. Or, les résultats ont pleinement répondu à mes espérances, et lorsque vous saurez que depuis trois ans, cette prescription a été suivie par plus de deux mille personnes, vous m'accorderez, je l'espère, quelque compétence dans la question.

A. *Voies urinaires et excrétion rénale. Effets comparés des eaux de Vichy, Rieumiset, Contrexéville et Capvern.*

C'est par la méthode d'induction seulement, que l'on peut se rendre compte du mode opératoire de l'eau de Rieumiset sur les organes urinaires. Permettez-moi donc de vous rappeler en quoi consiste cette méthode, et de répéter ce que je vous en ai dit, l'année dernière, à peu près à pareille époque, à l'occasion de la discussion sur l'action des eaux minérales.

« Il existe entre les caractères physiologiques et les caractères thérapeutiques des eaux minérales, des rapports réciproques qui permettent de déterminer ces caractères les uns par les autres. Nous trouvons d'ailleurs la même réciprocité entre les agents de la matière médicale commune. C'est ce qui m'a fait dire, dans ma première réponse à M. Durand-Fardel, que si, d'après un vieil aphorisme, les guérisons montrent la nature des maladies, souvent aussi elles indiquent le mode opératoire des agents thérapeutiques.

« Voilà ce que j'appelle la méthode d'induction.

« Cette méthode a donc l'observation clinique pour base principale, et c'est par les déductions que l'analyse thérapeutique peut nous fournir, qu'on arrive à la notion des effets de certaines eaux minérales sur les éléments anatomiques. J'ai pris pour exemples les eaux de Plombières et de Saint-Gervais, dont l'action stupéfiante sur la contractilité intestinale me paraît démontrée par les bons effets de ces eaux dans la forme hyperesthésique de la constipation.

« Si nous nous reportons à la thérapeutique ordinaire, n'est-ce pas aussi par analogie et par induction que l'on admet l'action stupéfiante de la belladone sur les fibres circulaires du gros intestin dans la constipation active, sur les anses intestinales dans l'engouement herniaire, sur les fibres contractiles des bronches et la muqueuse respiratoire dans les accès d'asthme, enfin sur la muqueuse uréthro-vésicale, les fibres du sphincter et celles de la vessie dans l'incontinence nocturne d'urine et dans les pollutions? »

De même, les effets particuliers et très-remarquables de l'eau de Rieumiset sur les organes urinaires ne se révèlent que dans l'état de maladie de ces organes. Il nous faut donc interroger la clinique.

En 1874, Demarquay, de regrettable mémoire, et le Dr Baret envoyèrent aux eaux de Cauterets un jeune homme de 28 ans, très-exposé à des irritatons catarrhales de tout le système muqueux, et qui venait d'être atteint d'une cystite des plus intenses consécutivement à une arthrite généralisée et à une hydarthrose. Ce malade était à peine convalescent quand il arriva à Cauterets : il éprouvait de temps en temps des douleurs assez vives du côté de la vessie, et des envies fréquentes d'uriner ; l'épanchement intra-articulaire n'avait pas disparu complètement. Je reconnais que si je n'avais eu à ma disposition que des eaux sulfureuses, même légères, Mahourat par exemple, j'eus hésité à en conseiller l'emploi au malade dont il s'agit, parce que l'expérience m'a prouvé que ces eaux, si peu excitantes qu'elles soient, impressionnent trop vivement la vessie quand l'irritation présente encore des symptômes d'acuité. Mais l'eau de Rieumiset, employée aux repas avec le vin et à la dose de deux verres dans la journée, diminua la susceptibilité morbide de l'organe, au point que le malade put supporter, au bout d'une douzaine de jours, un demi-verre de Raillière et un verre de Mahourat; il prenait aussi un bain d'eau de Rieumiset tous les matins.

Ce traitement mixte, parfaitement toléré par le malade, produisit chez lui les meilleurs résultats. En effet, je le vis, au mois d'avril suivant, débarrassé non-seulement de sa cystite et de son hydarthrose, mais encore des symptômes d'irritation qu'il éprouvait du côté de la muqueuse aérienne.

Les faits de ce genre ne sont pas rares, et j'observe, tous les ans, bon nombre de malades chez lesquels des affections fréquentes du système muqueux, soit des voies respiratoires, soit de l'intestin ou de l'utérus, coïncident avec une susceptibilité plus ou mois grande de la muqueuse urinaire, surtout si la diathèse catarrhale est de nature urique. Or, dans tous ces cas, l'eau de Rieumiset est un adjuvant précieux et même indispensable du traitement sulfureux, en ce sens que par son action sédative sur les voies urinaires, elle atténue les effets trop excitants des eaux sulfureuses et en facilite ainsi la tolérance.

Voici un fait qui fera mieux ressortir encore cette sorte d'antagonisme, entre les effets des eaux sulfureuses et ceux de Rieumiset sur la muqueuse urinaire.

Il s'agit d'un malade auquel un des spécialistes les plus éminents de Paris ordonna, l'année dernière, une demi-saison aux eaux de Cauterets d'abord, puis une autre demi-saison aux eaux de Molitg. Je trouve dans mes notes les renseignements suivants : Jeune homme de 23 ans, lymphatique et très-nerveux. Père mort d'une affection du cœur. Ce jeune homme a eu des crises nerveuses, attribuées à une irritation de la vessie. Actuellement : maigreur très-prononcée, pityriasis capitis, acné rosacea autour des ailes du nez, névralgies sus-orbitaires fréquentes, angine glanduleuse, hypertrophie du cœur, hémorrhoïdes fluentes, *rétrécissement et inflammation du canal de l'urèthre avec écoulement*, *symptômes de cystite*, *engorgement de la prostate*. Je prescrivis un quart de verre d'eau de Mahourat, et l'eau de Rieumiset en boisson et en bain. Quatre jours après, l'eau de Mahourat fut portée à un demi-verre dans les vingt-quatre heures. Mais cette dose, pourtant si minime, ayant augmenté l'irritation de la vessie et l'écoulement, le malade revint au quart pendant quelques jours encore, puis il supprima tout à fait l'usage des eaux sulfureuses pour se borner à celui de l'eau de Rieumiset, en bains et en boisson, à la dose de 6 verres par jour, dont trois aux repas, avec le vin, et trois dans la journée. Les symptômes de cystite disparurent peu à peu, ainsi que l'écoulement, et le malade n'eut pas besoin d'aller à Molitg.

On objectera peut-être que pour bien apprécier les effets d'un médicament, et par conséquent d'une eau minérale, il faut l'employer seul. Je suis loin de contester la valeur de cette objection, et les faits ne me manquent pas pour y répondre. Il va sans dire que je me bornerai à vous en citer quelques-uns.

Une dame de 40 ans fréquentait depuis plusieurs années les eaux de Capvern, pour un catarrhe de la vessie coïncidant avec la gravelle urique, et en retirait de bons effets. En 1874, cette dame ayant accompagné une de ses parentes à Cauterets, je lui conseillai de faire usage de l'eau de Rieumiset *intus et extrà*, parce que cette eau n'avait point pour elle les inconvénients des sulfureuses et pouvait améliorer son état. L'année d'après, elle revint suivre le même traitement, qui, disait-elle, lui avait fait le plus grand bien.

Un homme de 57 ans, éminemment nerveux, qui était allé successivement à Pougues, à Vichy, à Contrexéville et à Evian, pour une affection complexe des voies urinaires, eut la fantaisie de venir à Cauterets essayer un traitement sulfureux. Je dis que cette affection des voies urinaires était complexe, car indépendamment d'un catarrhe de la vessie très-douloureux, le malade présentait les signes d'une néphrite, ou du moins d'une congestion du rein droit, et rendait souvent d'énormes graviers, dont quelques-uns s'arrêtaient dans le canal de l'urèthre. Ajoutons à cela des hémorrhoïdes fluentes d'une intensité extrême. Loin de conseiller l'usage des eaux sulfureuses à ce malade, même aux doses les plus minimes, j'insistai, au contraire, auprès de lui sur les dangers qu'une pareille médication pourrait avoir; mais je lui prescrivis, sans hésiter, 4 verres de Rieumiset par jour et des bains d'une heure avec la même eau. Les effets immédiats de ce traitement dépassèrent mes espérances et celles du malade. L'ayant perdu de vue, j'ignore si le bien extraordinaire qu'il avait ressenti s'est maintenu.

Vous savez, Messieurs, que la goutte a sur la vessie une action incontestable. C'est même à cette influence que le professeur Charcot rapporte les cas désignés par les auteurs anglais sous le nom de *vessie irritable* (*irritable bladder*). J'ai vu, plusieurs fois, l'eau de Rieumiset calmer en quelques jours l'irritation de la vessie portée au plus haut degré chez certains goutteux, laquelle irritation se traduisait par des douleurs atroces accompagnées d'envies presque incessantes d'uriner.

Je ne puis me prononcer, quant à présent, sur l'action de l'eau de Rieumiset dans les maladies des reins, les faits que j'ai recueillis n'étant ni assez nombreux, ni assez concluants.

Mais je serai affirmatif en ce qui concerne les premiers degrés de la *lithiase urinaire,* je veux dire le *sable* et la *gravelle urique*. Sous l'influence de l'eau de Rieumiset, les concrétions urinaires diminuent peu à peu et finissent par disparaître complètement. J'ai été à même de constater bien souvent ce phénomène, car il est rare que l'uricémie à manifestations multiples, cutanées, muqueuses, nerveuses, viscérales, etc., ne donne pas lieu aussi à la présence dans les urines d'une quantité plus ou moins considérable de sable ou de gravier. C'est par centaines que je pourrais vous citer des faits de cet ordre. En voici quelques-uns.

Une dame de 50 ans, forte, sanguine, présentait les affections suivantes, quand elle me consulta à Cautérets : acné rosacea de la figure, pityriasis capitis, congestions rapides et fréquentes vers la tête, hypertrophie du cœur, pharyngite granulée, susceptibilité catarrhale de la muqueuse aérienne. De violentes coliques néphrétiques avaient été combattues avec succès par quatre saisons à Contrexéville. Néanmoins, les urines étaient encore extrêmement sédimenteuses. J'ordonnai des gargarismes, le matin à la Raillière et dans l'après-midi à César, un verre de Rieumiset deux heures avant le dîner, un second verre au moment du coucher, et deux verres aux repas avec le vin. Au bout de huit jours, il n'y avait plus de sable dans l'urine.

L'année dernière, M. Davaine m'adressa un uricémique âgé de 60 ans, chez lequel l'intoxication urique produisait des eczémas aux oreilles, des névralgies erratiques, des rhumatismes musculaires, des granulations au pharynx, et des rhumes fréquents dont le malade se débarrassait avec beaucoup de peine. L'urine contenait tous les jours une grande quantité de sable. Je prescrivis, en même temps qu'un traitement sulfureux assez énergique, deux verres d'eau de Rieumiset avant le dîner et la même eau aux repas avec le vin. Dès le septième jour, il n'y avait plus de sédiment acide dans l'urine.

M. Gubler envoya aux eaux de Cauterets un malade âgé de 56 ans, avec la note suivante : « Catarrhe habituel des bronches, angine glanduleuse, prolongement du premier bruit à la base, claquement parcheminé au deuxième temps, battements énergiques et étendus. » En interrogeant ce malade, j'appris que sa digestion était habituellement lente, qu'il avait des hémorrhoïdes fluentes depuis dix ans et des varices énormes au membre inférieur gauche, qu'il avait eu une hématurie, et qu'actuellement la miction était lente et parfois douloureuse. Ses urines contenaient beaucoup de sédiment urique. J'ordonnai peu d'eau sulfureuse à ce malade et l'eau de Rieumiset à hautes doses. Le sédiment avait disparu au bout de quelques jours.

Ce serait abuser de votre bienveillante attention que de multiplier ces exemples qui, en définitive, se ressemblent presque tous. Mais je crois nécessaire d'entrer dans quelques détails, sur les modifications que l'eau de Rieumiset fait subir à l'excrétion rénale et à la constitution de l'urine.

Cette eau est diurétique et dépurative, c'est-à-dire qu'elle augmente simultanément la partie aqueuse et les matières fixes de l'urine, comme vous pourrez en juger par les chiffres suivants, extraits d'une série d'expériences faites sur moi-même. La dose de l'eau était de trois verres par jour : un verre le matin à jeun et deux verres aux repas avec le vin.

Jours.	Quantité d'urine en 24 heures.	Densité	Quantité des principes fixes en 24 heures.
	Litres.		Grammes.
1er	1,45	1017	46,98
2e	1,60	1016	51,84
3e	1,80	1013	51,52
4e	2	1014	55, 6
5e	1,78	1016	56,24
6e	1,60	1014	44,80
7e	2	1014	55, 6

En fixant à 40 grammes la quantité moyenne des matières fixes contenues dans l'urine des vingt-quatre heures, vous voyez que cette moyenne a augmenté de 10 à 15 gr. environ sous l'influence de l'eau de Rieumiset.

Il y a des eaux minérales qui ont des effets tout à

fait opposés sur l'urination, et que l'on emploie pourtant indifféremment dans la lithiase urinaire : telles sont les eaux de Vichy, de Contrexéville et de Capvern.

Si l'on soumet, pendant quelque temps, à l'usage de l'eau de Vichy un uricémique dont l'urine contient des sédiments acides, voici ce que l'on observe : peu à peu les dépôts cristallins diminuent et sont remplacés par des dépôts d'urates amorphes qu'on prendrait volontiers pour du mucus ; puis ces derniers diminuent eux-mêmes, et l'urine devient plus ou moins limpide et ambrée, tout au plus est-elle de temps en temps trouble, avec quelque dépôt nuageux ou floconneux.

Ces phénomènes me paraissent résulter de la composition même des eaux de Vichy.

Certes, Messieurs, je suis loin de prétendre que c'est avec des expériences de laboratoire qu'on parviendra à résoudre les difficiles problèmes de la thérapeutique hydro-minérale ; mais il ne s'ensuit pas qu'il faille nier absolument la valeur de ces expériences, ainsi que notre éminent collègue M. Durand-Fardel l'a fait dans la discussion sur l'action des eaux minérales, et plus récemment dans sa critique du mémoire de M. Boucomont sur les effets de la lithine que contiennent les eaux de Royat. Pour moi, j'ai la conviction que de pareilles recherches éclairciront bien des points encore obscurs de la médecine thermale, et contribueront beaucoup plus aux progrès de la science que les discussions métaphysiques les plus savantes et les hypothèses les plus ingénieuses.

Quoi qu'en puisse dire M. Durand-Fardel, je crois que les expériences dont j'ai eu l'honneur de vous faire connaître les résultats dans la séance du 18 mars 1872, (t. XVII des *Annales de la Société*), nous fournissent l'explication de l'action des eaux de Vichy dans la lithiase urinaire. La question est trop importante, pour que je ne revienne pas ici sur ces expériences et sur les conséquences que j'en ai tirées.

Expérience I. — 50 centilitres d'eau de Vichy (source de l'Hôpital) ont dissous complètement, au bout de vingt-quatre heures, 25 centigrammes de sédiment urique desséché préalablement. L'eau minérale présentait à sa surface, après la disparition du sédiment, un dépôt d'acide urique pur, sous forme d'une pellicule irisée, que je compare à la couche de glace qui se forme à la surface de l'eau au moment de la congélation.

Cette expérience, répétée plusieurs fois, a donné toujours les mêmes résultats.

En mélangeant une petite quantité d'urine avec trois ou quatre fois son volume d'eau de Vals ou de Vichy, on remarque le même phénomène. Seulement la couche d'acide urique est d'autant plus épaisse et plus consistante, que l'urine renfermait une plus grande quantité d'urates.

Expérience II. — 50 centilitres d'une solution concentrée de bicarbonate sodique ne dissolvent qu'incomplètement 25 centigrammes de sédiment urique, en vingt-quatre heures. La portion dissoute forme à la surface du liquide une couche d'acide urique pur, comme cela a lieu quand l'expérience est faite avec l'eau de Vichy. La seconde portion perd peu à peu son aspect briqueté et sa forme cristalline ; au bout de vingt-quatre heures elle est blanchâtre, floconneuse, ou bien lactescente, semblable à du pus. C'est un amas d'urates amorphes qui n'ont pas été décomposés par le bicarbonate de soude. En effet, l'ammoniaque est sans action sur eux, tandis que l'acide nitrique les dissout, et en évaporant le mélange, on obtient du purpurate d'ammoniaque ou murexide de Liebig.

Expérience III. — Une solution concentrée de carbonate de soude ne dissout point les sédiments briquetés de l'urine, mais elle les transforme en une masse semblable à celle dont il est question dans l'expérience précédente. Aussi ne trouve-t-on aucune trace d'acide urique à la surface de la solution, au bout de vingt-quatre heures. Mais en traitant le sédiment, ainsi transformé, par une quantité suffisante d'eau de Vichy, il se dissout entièrement et forme une couche d'acide urique à la surface du liquide.

Expérience IV. — Une solution concentrée de carbonate de potasse agit sur les sédiments uriques de la même manière que le carbonate de soude, mais plus vite.

Au reste, tous les sels de soude ne modifient pas avec la même activité les sédiments acides de l'urine, comme le prouvent les deux expériences suivantes, que j'extrais de mon ouvrage sur l'uricémie, p. 86.

Expérience V. — Trois solutions ayant été préparées avec 25 centilitres d'eau et 10 centigrammes de carbonate de soude, de carbonate de potasse et de silicate de soude, je plaçai 10 centigrammes de sédiment urique bien desséché dans chacune de ces solutions, et voici ce qui se passa : au bout de trois heures, la transformation des concrétions urinaires était complète dans la solution de silicate de soude ; elle était incomplète dans la solution de carbonate de potasse, et presque nulle dans la solution de carbonate de soude au bout de quarante-huit heures.

Expérience VI. — 25 centigrammes de silicate de soude mis dans 25 centilitres d'eau avec 50 centigrammes de sable urinaire desséché, ont transformé complètement ce dernier en douze heures. Plus de la moitié était transformée au bout de six heures.

Ainsi, l'action du silicate de soude est beaucoup plus puissante que celle du carbonate de soude, et même du carbonate de potasse, à proportions égales.

Je crois pouvoir conclure de ces expériences que les eaux alcalines naturelles, mises en contact immédiat avec les sédiments uriques de l'urine, les dissolvent par le bicarbonate de soude qu'elles contiennent, en dégageant l'acide urique de ses combinaisons.

Ces expériences me paraissent prouver aussi, que le bicarbonate sodique des eaux alcalines naturelles exerce sur les composés uriques de l'urine une action dissolvante plus énergique que le bicarbonate de soude ordinaire.

Mais il ne s'ensuit pas que ces eaux, prises en boisson, produisent des effets semblables à ceux que je viens d'indiquer ; car, en admettant que le bicarbonate de soude arrive intact dans les secondes voies, il se décompose plus tard, et c'est à l'état de carbonate (qu'on retrouve d'ailleurs dans l'urine) qu'il agit sur les principes uriques de ce liquide excrémentitiel. Ce qui démontre qu'il en est réellement ainsi, c'est que sous l'influence des eaux alcalines naturelles, les sédiments briquetés de l'urine se transforment peu à peu en dépôts blanchâtres, nuageux ou floconneux, composés presque exclusivement d'urates amorphes, comme dans l'expérience III, et comme il arrive quand on met du carbonate de soude dans le vase d'un uricémique, pourvu toutefois, que les concrétions urinaires ne soient qu'à l'état de sable.

Les eaux alcalines naturelles agissent donc directement, par suite de la transformation de leur bicarbonate de soude en carbonate neutre, sur la lithiase urinaire : 1° en empêchant la cristallisation des composés uriques et leur précipitation sous la forme de concrétions (sable ou gravelle) ; 2° en changeant en urates amorphes les sédiments cristallins déjà formés dans les voies urinaires.

Après cette digression peut-être un peu longue, mais nécessaire, je reviens à l'eau de Rieumiset. Eh bien, Messieurs, cette eau modifie la constitution de l'urine de la même façon que l'eau de Vichy, c'est-à-dire que les sédiments acides sont transformés peu à peu en urates amorphes, de sorte qu'ils diminuent et disparaissent même tout à fait, si la quantité d'eau absorbée est suffisante (trois à quatre verres par jour). Seulement, ces effets se produisent peut-être plus lentement avec l'eau de Rieumiset qu'avec les eaux bicarbonatées sodiques. En tout cas, je les attribue à la présence du silicate de potasse, ainsi qu'il résulte de mes expériences concernant l'action de ce sel et du silicate de soude sur les sédiments uriques, expériences dont je vous ai cité les résultats à propos de la composition chimique de l'eau de Rieumiset.

Ai-je besoin de vous faire remarquer que les eaux de Contrexéville et de Capvern modifient l'urination tout différemment que Vichy et Rieumiset, puisque ces eaux ne font qu'expulser en quelque sorte mécaniquement dn rein et de la vessie les concrétions qui s'y forment, au lieu de les transformer en urates amorphes et d'empêcher la cristallisation ?

Résumons : De même que les eaux sulfureuses, l'eau bicarbonatée et silicatée de Rieumiset agit sur la circulation, la névrilité et les sécrétions de la muqueuse urinaire; mais tandis que les premières sont excitantes, la seconde est sédative.

Cet antagonisme d'action fait de l'eau de Rieumiset un précieux adjuvant des eaux sulfureuses, dont il facilite la tolérance, même dans les cas où l'usage de ces dernières serait contre-indiqué par une irritabilité trop grande de la muqueuse urinaire.

L'eau de Rieumiset pourra donc être employée avec avantage dans la cystite, celle-ci fût-elle à l'état subaigu.

Cette eau calme, au bout de quelques jours, les douleurs parfois atroces que les goutteux éprouvent du côté de la vessie.

L'observation clinique ne me permet pas de dire ce qu'on en peut attendre dans les affections rénales.

Elle est diurétique, dépurative, et elle fait disparaître les sédiments de l'urine, mais peut-être plus lentement que les eaux alcalines, telles que Vichy et Vals. Elle produit d'ailleurs ce phenomène par un mode d'action analogue à celui des eaux alcalines sur l'urination, c'est-à-dire en empêchant la cristallisation des urates.

Tandis que les sédiments uriques sont expulsés pour ainsi dire mécaniquement, et conservent leur état cristallin sous l'influence des eaux de Contrexéville et de Capvern, ils restent à l'état amorphe avec Rieumiset. Cette différence tient à la présence du silicate de potasse dans la dernière source.

B. *Uricémie.*

Ce qui précède doit vous laisser entrevoir ce qui me reste à dire sur l'emploi de l'eau de Rieumiset dans l'*uricémie.*

Et d'abord, distinguons bien l'uricémie de la diathèse urique, la première désignant simplement la surcharge du sang par l'acide urique à l'état d'urates, et la seconde une disposition particulière, en vertu de laquelle les composés uriques se forment en quantité anormale dans l'économie. C'est donc à tort que M. FERNET a confondu l'une et l'autre dans son excellente thèse pour l'agrégation, quand il a dit : « On pourrait donner à la diathèse urique « le non d'*uricémie* (GIGOT-SUARD), qui serait même, à ce « qu'il me semble, préférable au précédent, parce qu'il « exprime bien la condition de l'organisme dont il s'agit, « et qu'il a l'avantage de ne pas prêter aux confusions « que peut entraîner le mot diathèse » (1).

La différence entre les deux est telle, qu'un même

(1) De la diathèse urique, p. 23.

médicament peut avoir de bons résultats dans l'uricémie et rester sans effet contre la diathèse urique. Tel est précisément le cas de l'eau de Rieumiset. Par son action spéciale sur l'urination, cette eau tend à débarrasser le sang des matériaux qui le vicient, mais empêche-t-elle la reproduction incessante de ces matériaux en proportions anormales ? Certainement non.

Il en est absolument de même de l'eau de Vichy, et sir Henry Thompson a dit avec raison, dans ses leçons cliniques sur les maladies des voies urinaires, que si les alcalins pris en quantité suffisante ne tardent pas à faire disparaître les sédiments de l'urine, ils n'enrayent en aucune manière la production excessive de l'acide urique ; l'organisme en fabrique tout autant qu'auparavant.

Je n'ai nulle intention de recommencer la discussion de l'an passé sur l'action des eaux minérales, bien que cette question ne soit point épuisée; toutefois, Messieurs, tant qu'il plaira à M. Durand-Fardel de venir ici assigner à la soude le rôle omnipotent dont il nous a si souvent entretenus, je ne cesserai de le combattre. Or, notre distingué collègue a été peut-être plus explicite que jamais, dans le travail qu'il nous a lu à la fin de la session dernière au sujet du mémoire de M. Boucomont.

« Partout, dans les eaux minérales, dit-il, nous « voyons les actions altérantes, reconstituantes et réso- « lutives, qui sont les actions capitales de la médication « thermale, en rapport avec leur qualité sodique, et se « développant d'autant plus, non-seulement que cette « qualité existe effectivement, mais qu'elle est plus « marquée » (1). Les chlorurées sodiques et les sulfu-

(1) Ann. de la Soc. d'hydrol. méd. de Paris, t. XX, p. 457.

rées sodiques n'échappent même pas à cette loi, car, toujours d'après M. Durand-Fardel, selon que la soude a pénétré sous forme de sulfure, de chlorure ou de bicarbonate, bien que nous devions supposer qu'elle ne tarde que du plus au moins à se séparer du principe auquel elle se trouvait unie, nous voyons les eaux minérales toucher à telle ou telle modalité de l'organisme (1).

Ainsi, la soude, toujours la soude, la soude partout; sans la soude pas de reconstitution de l'organisme, pas d'action antidiathésique.

Je crois, Messieurs, qu'il y a toutes sortes d'inconvénients à laisser passer de pareilles doctrines sans protestation.

Vous n'avez peut-être pas oublié qu'une des principales objections adressées par moi à M. DURAND-FARDEL, dans la discussion de la session dernière, est celle que M. GUBLER a faite en ces termes à la théorie surannée de CHEVREUL, dont celle de notre honorable collègue n'est qu'un corollaire : « Aucune accélération circula« toire, aucune élévation de température n'accompagne « la prétendue action *hématocausique* du sel de Vichy.»

Lorsque je suis venu avancer devant vous que mes recherches expérimentales confirmaient pleinement l'opinion de M. GUBLER, M. DURAND-FARDEL n'a vu là que des « *embryons d'expérimentation* » qui, selon lui, ne pouvaient infirmer la domination qu'il attribue à la soude dans la médication reconstituante. Pourtant, j'ai encore à lui opposer une expérience récente, et j'espère qu'il voudra bien lui accorder quelque valeur, car je l'ai faite sur moi-même avec la plus scrupuleuse

(1) Ann. de la Soc. d'Hyd. méd. de Paris, t. XX, p. 458.

attention et en prenant toutes les précautions qu'exige une question aussi délicate.

Je me suis soumis, pendant huit jours consécutifs, à l'usage de l'eau de Vichy (source Larbaud), à la dose de quatre verres par jour : un le matin à jeun, et le reste aux repas avec le vin, ce qui représente 2 grammes de sel de Vichy absorbés dans les vingt-quatre heures. Or, j'ai observé les modifications suivantes dans la circulation et la chaleur animale :

Avant l'expérience, l'artère radiale donnait de 75 à 80 pulsations le matin à jeun, de 80 à 90 trois heures après le déjeuner, et le thermomètre placé sous la langue pendant dix minutes marquait 36°,8 le matin à jeun, 37° trois heures après le déjeuner; pendant l'expérience j'ai constaté :

CIRCULATION.

NOMBRE DE PULSATIONS ARTÉRIELLES.

	Le matin à jeun, une heure après avoir bu.	Trois heures après le déjeuner.
3e jour.	70	88
4e —	68	86
5e —	68	86
6e —	68	84
7e —	66	76

CHALEUR ANIMALE.

MESURÉE SOUS LA LANGUE.

	Le matin à jeun, une heure après avoir bu.	Trois heures après le déjeuner.
3e jour.	36°,1	36°,6
4e —	36°	36°,5
5e —	36°	36°,7
6e —	36°,1	36°,7
7e —	36°	36°,5

Ainsi, le septième jour, mon pouls avait diminué de 10 pulsations environ le matin à jeun, et de 4 à 14 dans l'après-midi ; la chaleur animale avait baissé de 8 dixièmes de degré le matin, et d'un demi-degré dans l'après-midi.

Maintenant, si nous comparons ces résultats à ceux que j'ai obtenus dans les expériences que j'ai faites aussi sur moi-même avec l'eau de la Raillière, et qui ont été rapportées dans mes *Etudes médicales et scientifiques sur les eaux de Cauterets* (p. 153 et 171), nous trouvons, le septième jour, une différence de 24 pulsations et de 1 degré à l'avantage de la Raillière. C'est que cette eau est reconstituante dans la véritable acception du mot, bien que sa qualité sodique soit infiniment au-dessous de celle des eaux de Vichy, puisqu'elle ne contient que 18 milligrammes de sulfure de sodium.

Un des principaux arguments que M. DURAND-FARDEL, dans son examen des opinions de M. BOUCOMONT sur les effets de la lithine, a fait valoir en faveur de l'action antidiathésique des eaux alcalines, c'est que la théorie contraire limiterait exactement l'action des médications sodiques à leur intervention actuelle, et que cette action cesserait d'opérer dès que leur présence cesserait d'exister. Ce serait les enfermer dans une action purement palliative.

Que voulez-vous, dirai-je à M. DURAND-FARDEL, les eaux alcalines n'agissent pas autrement dans la diathèse urique, et il faut savoir en prendre son parti. Si, refusant toute signification aux expériences de laboratoire et à l'expérimentation sur l'homme, notre honorable collègue persistait à soutenir que les eaux de Vichy guérissent radicalement la diathèse urique, je lui opposerais les milliers de personnes qui retournent chaque année à ces eaux bienfaisantes; et beaucoup pendant dix ou quinze ans, par la raison bien simple qu'elles sont soulagées et non pas guéries. Je lui opposerais aussi les nombreux malades chez lesquels l'usage des eaux alcalines n'a fait que déplacer les manifestations de la diathèse, en substituant des affections catarrhales ou pulmonaires à la lithiase urinaire ou à une arthrite goutteuse. Ne serait-ce pas le cas de répéter après le professeur Thompson, que j'ai déjà cité :

« Vous savez l'histoire de l'autruche qui, poursuivie « par les chasseurs, cache sa tête dans un buisson et se « figure être en sûreté parce qu'elle ne voit plus ses « ennemis. Telle est exactement la somme de sécurité « que vous donnez à votre malade, si vous vous reposez « uniquement sur l'eau de Vichy et les alcalins. L'acide « urique deviendra invisible à vos yeux ; mais c'est « tout..... »

Une dernière objection à M. Durand-Fardel : Comment se fait-il donc que l'eau de Rieumiset, qui ne contient pas un atôme de soude en dehors de ses 15 milligrammes de chlorure de sodium, d'après l'analyse de M. Filhol, fasse disparaître les sédiments de l'urine de la même manière que les eaux de Vichy, quoique moins rapidement peut-être ? Il me paraît difficile de répondre à cette question, à moins que M. Durand-Fardel n'attribue aux 35 milligrammes de silicate de potasse que l'eau de Rieumiset renferme, ainsi qu'il l'a fait pour les 35 milligrammes de chlorure de lithium contenus dans l'eau de Royat, une action antidiathésique analogue à celle qu'il attribue à la soude. Singulier moyen de se tirer d'embarras.

L'eau de Rieumiset expulse de l'économie par la voie

rénale les composés uriques qui s'y forment en proportion anormale, mais elle ne régularise pas mieux que les eaux alcalines les fonctions assimilatrices et désassimilatrices ; en un mot, elle n'a pas non plus d'action antidiathésique. Toutefois, il y a une différence essentielle, considérable à l'avantage de l'eau de Rieumiset, c'est qu'on peut l'employer pendant des mois et même des années sans que la nutrition en soit troublée, comme il arrive sous l'influence de l'usage prolongé des eaux alcalines. Ainsi, j'ai pu prendre de l'eau de Rieumiset pendant quatre mois consécutifs, à la dose d'un litre par jour, sans qu'aucun changement appréciable se produisît dans la circulation et la chaleur animale. Cette différence tient, d'une part, à ce que les sels de soude et les sels de potasse agissent sur le sang d'une façon tout opposée, et d'autre part, à la faible minéralisation de l'eau de Rieumiset.

Je n'ignore pas qu'un médecin de Vichy, M. le Dr Zénon Pupier, a publié, l'année dernière, une série d'expériences tendant à prouver que les eaux alcalines ont une action réellement reconstituante et non dépressive, mais je me réserve d'examiner prochainement devant vous l'important travail de cet honorable médecin, et j'espère vous prouver que ses expériences n'infirment point celles sur lesquelles je base une opinion tout à fait contraire à la sienne.

Ne voyez-vous pas de suite les avantages que l'on peut retirer de l'emploi simultané de l'eau de Rieumiset et des eaux sulfureuses, dans les affections cutanées, muqueuses, nerveuses, pulmonaires, utérines, etc., de nature urique ? Et vous n'ignorez pas combien ces affections sont fréquentes, puisque l'intoxication urique localise ses déterminations sur presque tous les systèmes et les organes de l'économie. Dans cette médication hydrominérale complexe, les effets dépurants de l'eau de Rieumiset s'ajoutent aux effets généraux et locaux, électifs des eaux sulfureuses sur certains systèmes et certains éléments anatomiques.

Ne voyez-vous pas aussi que l'eau de Rieumiset doit être un correctif précieux des effets parfois trop excitants des eaux sulfureuses, et qu'elle peut ainsi prévenir et combattre certaines complications qui sont autant de contre-indications à l'usage de ces eaux? Je vous ai parlé déjà des irritations de la muqueuse urinaire; il me reste à vous dire quelques mots d'autres affections que nos eaux sulfureuses, même légères, peuvent provoquer ou aggraver, et qui dès lors en contre-indiquent l'emploi: telles sont les hémorrhoïdes et la goutte.

Il est de notoriété vulgaire aujourd'hui que l'uricémie peut engendrer les hémorrhoïdes, et que celles-ci accompagnent souvent d'autres affections de même nature, muqueuses, nerveuses, gastriques, etc. D'un autre côté, personne n'ignore que les eaux sulfureuses, congestionnant l'intestin, provoquent les hémorrhoïdes et les aggravent quand elles existent. Or, l'eau de Rieumiset a une action tout inverse : je veux dire qu'elle calme et fait même disparaître le flux hémorrhoïdal, momentanément, il est vrai, mais cette action est suffisante pour atténuer et même annihiler les effets contraires du traitement sulfureux.

J'arrive à la goutte, qui constitue certainement une des complications les plus à redouter pendant l'usage des eaux sulfureuses :

« Il n'est pas besoin, dit M. GARRIGOU dans son remarquable rapport sur le mémoire de MM. TRUCHOT et « FREDET relatif aux eaux de Royat, il n'est pas besoin

« de rappeler ici avec détails les effets surexcitants de « nos sources sulfureuses du midi de la France ; cha« cun les connaît. Lorsque nous traitons de simples « rhumatisants par certaines sources d'Ax, de Luchon, « de Baréges, de Cauterets, des Eaux-Bonnes, nous « sommes à peu près certains, surtout en obtenant une « *poussée* de douleurs vers les articulations, de guérir « momentanément (quelquefois pendant plusieurs an« nées) nos malades. Mais si nous plongeons dans nos « sources, sans des précautions excessives, des rhuma« matisants franchement goutteux, nous voyons des « accidents formidables se manifester, la goutte prendre « un développement inattendu...

« Tout le monde se rappelle, à Luchon, l'accès formi« dable de goutte dont fut atteint, il y a quelques an« nées, l'un de nos chirurgiens les plus distingués du « midi de la France, pour s'être baigné dans nos sour« ces, malgré l'avis de ses confrères qui le savaient « goutteux. » (1).

Cette remarque de M. Garrigou est si vraie, que j'ai vu plusieurs fois l'eau silicatée sulfureuse de Mahourat, que je pourrais citer comme la moins stimulante de toutes les sources sulfureuses des Pyrénées, provoquer des poussées articulaires chez des uricémiques qui avaient eu déjà des accès de goutte, et pourtant ces malades ne prenaient aucune espèce de bains.

L'eau de Rieumiset, employée concurremment avec les eaux sulfureuses, pourra conjurer ou combattre de pareils accidents, car elle a une action toute particulière dans l'arthrite urique, comme vous pourrez en juger par quelques exemples extraits de mon recueil d'observations.

(1) Ann. de la Soc. d'Hydr. méd. de Paris, t. XX, p. 444 et 445.

Un homme de 40 ans, lymphatico-nerveux, vint à Cauterets, l'année dernière, pour combattre une série d'accidents de nature urique.

Dans son voyage de Paris à Cauterets, ce malade fut pris d'une attaque de goutte qui le retint dix jours à Bordeaux. C'était la troisième ou quatrième attaque depuis plusieurs années. De fortes doses de teinture de colchique calmèrent les douleurs articulaires, et M. X... put se rendre à Cauterets, mais très-péniblement. Lorsque je le vis pour la première fois, il souffrait encore beaucoup des pieds et des genoux. Le genou gauche surtout était le siége de douleurs très-vives et d'un gonflement considérable.

De plus, le malade se plaignait d'une toux fréquente et catarrhale. A l'auscultation, je constatai, au sommet gauche et en avant, dans une étendue de 5 centimètres environ au-dessous de la clavicule, du souffle tubaire avec de la pectoriloquie et des râles à grosses bulles. Le poumon fonctionnait mal dans le reste de son étendue en avant, et dans les deux tiers supérieurs en arrière.

Je vis aussi de fortes granulations sur la muqueuse pharyngienne. La peau était chaude, le pouls plein et assez fréquent (90). M. X... avait eu, avant ces accidents, un eczéma au scrotum et des névralgies.

En présence d'une telle situation, il ne fallait pas songer à un traitement sulfureux, du moins immédiatement. J'ordonnnai un verre d'eau de Rieumiset matin et soir, et deux verres avec un peu de vin aux repas, qui devaient être très-légers.

Au bout de trois jours, les articulations étaient presque entièrement débarrassées; il ne restait plus qu'un peu de gonflement au genou gauche, mais sans douleurs.

Le malade pouvait se tenir debout et marcher un peu. Alors je crus devoir ajouter à l'eau de Rieumiset un demi-verre de Mahourat et un bain aux Thermes des Œufs à 34° C. pendant vingt minutes. Le neuvième jour, le mieux continuant, l'eau de Mahourat fut augmentée d'un demi-verre. Le quatorzième jour, le malade se promenait, mangeait avec appétit, toussait peu et dormait bien. Je prescrivis un quart de Raillière, un demi-verre de Mahourat et trois verres de Rieumiset par jour. Mais une hémoptysie survint le troisième jour de ce nouveau traitement; alors je fis supprimer l'eau de la Raillière, et le crachement de sang cessa.

Lorsqu'il quitta Cauterets, M. X... était dans un état des plus satisfaisants ; il toussait beaucoup moins et ne ressentait qu'un peu de raideur dans les articulations qui avaient été si fortement atteintes.

Il me semble que cette observation présente un grand intérêt à plusieurs points de vue : d'abord la rapidité avec laquelle les douleurs goutteuses diminuèrent sous l'influence de l'eau de Rieumiset; en second lieu, la possibilité pour le malade de suivre un traitement sulfureux non-seulement sans aggravation, mais encore avec diminution progressive et disparition complète des accidents articulaires; enfin, l'action spéciale et si différente de celle de la Raillière que l'eau de Mahourat exerce sur le poumon, différence que je vous ai signalée déjà, il y a deux ans, dans mon travail relatif à la phthisie pulmonaire.

Une dame de 53 ans, nerveuse, qui accompagnait son mari aux eaux de Cauterets, me consulta pour une série d'affections dont elle était atteinte depuis longtemps : eczéma très-étendu à la partie supérieure des cuisses et à la partie inférieure de l'abdomen, arthropathie périphérique au genou droit, douleurs articulaires avec tophus aux deux mains, intermittence dans les battements du cœur, diathèse catarrhale des voies respiratoires, urines très-sédimenteuses. Je prescrivis des bains à Rieumiset à 34° C. pendant une demi-heure, un verre de Rieumiset après le bain, un second verre dans l'après-midi et deux ou trois verres avec le vin aux repas. Le dixième jour de ce traitement la malade se trouvait mieux; les douleurs du genou avaient disparu, celles des mains étaient beaucoup moins fortes; il n'y avait plus de sable dans l'urine. Des bains aux Thermes des Œufs furent substitués avantageusement aux bains de Rieumiset, mais la malade ne but pas d'eau sulfureuse.

Un homme de 44 ans, extrêmement nerveux, qui avait eu de fortes migraines pendant toute sa vie et qui portait des taches de pityriasis sur la peau, fut pris d'une attaque de goutte généralisée au mois de mars 1874. Les douleurs persistèrent très-vives pendant six mois, surtout à la plante des pieds et aux orteils. Après avoir pris les boues de Barbotan, le malade eut une seconde attaque encore plus forte que la première. Au mois de juillet 1875, son médecin l'envoya aux eaux de Cauterets, quoique souffrant encore aux chevilles des pieds et marchant difficilement. Le cœur était indemne. Ce malade n'aborda l'usage des eaux qu'avec une véritable terreur, car il n'avait point oublié les mauvais effets des boues de Barbotan. Le traitement consista dans un demi-verre d'eau de César et quatre verres d'eau de Rieumiset par jour, des bains et des douches aux Thermes des Œufs. Ce traitement eut de très-bons résultats.

J'ai la conviction que sans Rieumiset, le malade dont il vient d'être question n'eût pu supporter les eaux sulfureuses. Au reste, je ne les lui aurais pas conseillées.

C'est aussi grâce à l'eau de Rieumiset que j'ai pu faire suivre un traitement sulfureux, assez énergique, à une dame qui avait été envoyée à Cauterets par le professeur Hardy, au mois d'août 1875. Cette dame avait 42 ans et était très-lymphatique. Lorsqu'elle vint prendre mes conseils, je constatai chez elle plusieurs affections dont la nature uriqne ne me parut pas douteuse. En voici l'énumération : pityriasis capitis avec démangeaisons, diaphorèse, coryza permanent, pharyngite glanduleuse, dyspepsie flatulente, névralgie intercostale gauche, engourdissements des mains, insensibilité du petit doigt, principalement à droite, douleurs et fourmillements dans les pieds, urines sédimenteuses. Le père de cette dame était goutteux. Le traitement, dont la malade se trouva bien, a consisté dans l'usage interne des eaux de la Raillière, Mahourat, Rieumiset, et des bains au Petit Saint-Sauveur.

J'aurais à vous citer bien d'autres faits analogues aux précédents, mais cela me paraît inutile, et puis je m'aperçois que ce travail est déjà trop long.

III

APPLICATION DE L'EAU DE RIEUMISET A L'HYGIÈNE.

Tous les médecins qui pratiquent dans les stations thermales des Pyrénées, savent que les eaux potables de ces stations fatiguent les organes digestifs des malades et même des personnes bien portantes. C'est là assurément la cause principale des dérangements de l'estomac et de l'intestin qui se produisent, tous les ans, avec plus ou moins de fréquence et d'intensité, pendant la saison des eaux.

Pour remédier à cet inconvénient, les médecins ont l'habitude de conseiller de couper le vin, soit avec l'eau panée, soit avec des eaux de tables telles que Saint-Galmier, Condillac, etc.

A Cauterets, l'eau qui alimente les fontaines publiques est aussi bonne qu'on peut le désirer dans la montagne et à une pareille altitude. En effet, cette eau ne vient pas du Gave, comme cela a lieu dans d'autres stations que je ne veux pas nommer; c'est de l'eau de source qui, dans le trajet souterrain qu'elle a parcouru, a été débarrassée plus ou moins complètement, par une sorte de filtrage, des matières organiques et minérales qu'elle pouvait contenir. Pourtant, j'ai la certitude qu'elle n'est pas exempte des inconvénients dont je viens de parler. C'est pourquoi je recommande l'usage de l'eau de Rieumiset, aux repas, à toutes les personnes qui séjournent à Cauterets, malades ou bien portantes.

Cette précaution hygiénique me paraît justifiée par la minéralisation même de Rieumiset, qui en fait une eau très-digestible en même temps que diurétique et dépurante. Au reste, l'expérience a confirmé les données de l'analyse chimique, et je dois à la vérité de dire que j'observe infiniment moins de dérangements du tube digestif depuis l'emploi de l'eau de Rieumiset comme eau de table.

Paris. — Typ. A. Parent, rue Monsieur-le-Prince, 31

www.ingramcontent.com/pod-product-compliance
Ingram Content Group UK Ltd.
Pitfield, Milton Keynes, MK11 3LW, UK
UKHW020414220726
13923UKWH00004B/1942

9 782019 262488